L'AGE DU CHEVAL

ET DES PRINCIPAUX ANIMAUX DOMESTIQUES

Cagny (P.). — *Précis de thérapeutique, de matière médicale et de pharmacie vétérinaires.* 1892, 1 vol. in-18 jésus de 672 p., avec 106 fig., cart. . . . . 8 fr.

Champetier (P.). — *Les maladies du jeune cheval.* 1892. 1 vol. in-18 jésus de 350 pages, avec planches col. . . 6 fr.

Chauveau et **Arloing.** — *Traité d'anatomie comparée des animaux domestiques,* 1 vol. in-8 de 1,000 pages, avec 400 fig. en partie coloriées. 4ᵉ édition. . . . . 24 fr.

Colin (G.). — *Traité de physiologie comparée des animaux,* 3ᵉ édition. 1886-1888, 2 vol. in-8, avec 261 fig.. . . . . 28 fr.

Cornevin (Ch.). — *Traité de zootechnie générale.* 1 vol. in-8 de 1,088 pages, avec 4 pl. col. et 204 fig. . . . . . 22 fr.

Cornevin (Ch.) et **Lesbre.** — *Traité de l'âge des animaux domestiques.* 1893, 1 vol. in-8 de 300 pag. avec 200 figures.

Cuyer (E.) et **Alix (E.).** — *Le Cheval, extérieur, structure et fonctions, races,* 1886. 1 vol. in-4 de xxvi-703 pages avec 172 fig. et un atlas in-4 de xvi planches coloriées au pinceau, découpées et superposées. Ensemble 2 volumes in-4 cartonnés. . 60 fr.

Goyau (L.). — *Traité pratique de Maréchalerie.* Troisième édition. 1890, 1 vol. in-18 jésus, 535 p. avec 370 fig. 8 fr.

Guinard. — *Précis de tératologie, anomalies et monstruosités chez l'homme et chez les animaux.* 1892, 1 vol. in-18 jésus de 552 pages avec 272 fig. cart. . . . . 6 fr.

Guyot (E.). — *Les animaux de la ferme.* 1 volume in-18 jésus de 320 pages, avec 146 figures, cartonné. . . . . . 4 fr.

Gunther (A.) et **Prost-Lacuzon (J.).** — *Nouveau Manuel de médecine vétérinaire homœopathique,* 1892, 1 vol. in-18 jésus de 350 pages, cartonné. . . . . 4 fr.

Hurtrel d'Arboval. — *Dictionnaire de médecine, de chirurgie et d'hygiène vétérinaires,* nouvelle édition, par A. Zundel. 3 vol. gr. in-8, avec 1,600 figures. . . . . 60 fr.

Rélier (L.). — *Guide pratique de l'élevage du cheval.* 1 vol. in-18 jésus de 388 pages, avec 128 figures, cartonné. . 4 fr.

Signol. — *Aide-mémoire du vétérinaire.* 1 vol. in-18 jésus de 543 pages, avec 395 figures, cartonné. . . . . 6 fr.

CHARTRES. — IMPRIMERIE DURAND, RUE FULBERT.

L'AGE DU CHEVAL

ET DES PRINCIPAUX ANIMAUX DOMESTIQUES

ANE, MULET, BŒUF, MOUTON, CHÈVRE, CHIEN, PORC

OISEAUX DE BASSE-COUR & DE VOLIÈRE

Par M. Marcelin DUPONT

Médecin-Vétérinaire
Professeur à l'École d'Agriculture pratique A. Delhomme de Crézancy

Avec 30 planches coloriées

ET 6 PLANCHES NOIRES

PARIS

LIBRAIRIE J.-B. BAILLIÈRE et FILS

19, rue Hautefeuille, près du boulevard Saint-Germain

1893

PRÉFACE

Depuis quelques années, le Ministère de la guerre fait procéder, par des commissions spéciales, à l'inspection et au classement de tous les chevaux et mulets susceptibles d'être requis pour le service de l'armée.

Pour faciliter ces opérations, les propriétaires sont tenus de déclarer, chaque année, avant le 1ᵉʳ janvier, le *nombre* et le *signalement* des sujets qu'ils possèdent.

Toute fausse déclaration étant sévèrement punie, *l'étude de l'âge du cheval* est devenue d'actualité.

Elle a même pris, de ce fait, un intérêt spécial, une importance sans précédent.

Si cette étude n'est ni longue ni ardue, elle exige cependant, dans son application, une certaine habitude, une certaine pratique.

Pour le jeune vétérinaire, il n'est pas de meilleur professeur que ces inspections bisannuelles, pendant lesquelles des centaines, des milliers de chevaux de tous âges, de toutes races, sont soumis à son examen.

Mais avant d'avoir acquis la sûreté, la compétence nécessaires pour imposer son autorité, à combien de fautes le jeune praticien n'est-il pas exposé !

Sans doute, cela n'a pas la gravité d'une erreur de diagnostic ; mais de combien de réflexions désobligeantes, de combien de piqûres d'amour-propre n'est-ce pas charitablement souligné !

Pour parer à tous ces ennuis, pour sauver certaines situations difficiles, nous avons cru qu'il serait utile de faire intervenir, au moment psychologique, un conseiller intime et compétent. Ce conseiller, c'est le livre.

Mais pour remplir efficacement sa mission délicate, pour pouvoir être *transporté* et *consulté* en tous lieux, le livre devait présenter quelques qualités *physiques* et *morales* toutes spéciales.

C'est pourquoi nous avons donné à ce *Guide* pratique un format de dimensions relativement réduites.

Puis, dans un texte que nous avons essayé de rendre aussi clair et succinct que possible, nous avons intercalé de nombreuses aquarelles.

Cette disposition doit permettre une consultation rapide et par conséquent éviter au lecteur les longues et ennuyeuses recherches.

Ainsi présenté, ce petit livre constitue une sorte de *vade-mecum* qui sera, nous l'espérons, bien accueilli de tous nos confrères civils et militaires, ainsi que de MM. les officiers et sous-officiers de cavalerie.

Chargé du cours d'Extérieur des animaux domestiques, à l'École d'agriculture pratique A. Delhomme de Crézancy, j'ai résumé dans ce *Guide* une partie des leçons qui font l'objet de mon enseignement.

Le sportsman s'intéressera à sa lecture, comme il s'intéresse à tout ce qui lui parle de son animal favori.

Enfin les acheteurs, en général, pourront y puiser, sur l'âge de nos animaux domestiques, les renseignements, les indications nécessaires pour mieux défendre leurs intérêts.

En le rédigeant, nous avons mis à contribution divers *traités d'Extérieur*, parmi lesquels, celui de Lecoq et surtout celui de MM. Goubaux et Barrier, dont les figures, très nombreuses, sont absolument remarquables.

Pour l'exécution de nos planches, le dessinateur, M. Levasseur, nous a prêté un concours dévoué.

Ses aquarelles, d'un goût fort artistique, donnent un attrait tout spécial à notre publication.

Le lecteur se joindra à nous pour rendre hommage à son talent.

MARCELIN DUPONT.

Château-Thierry, 1er février 1893.

L'AGE DU CHEVAL

ET DES PRINCIPAUX ANIMAUX DOMESTIQUES

AGE DU CHEVAL

Le cheval, dit Buffon, dont l'accroissement dure quatre ans, peut vivre six ou sept fois autant ; c'est-à-dire de 25 à 30 ans.

La vie des juments est ordinairement plus longue que celle des chevaux.

On cite des sujets qui ont vécu jusqu'à 50 et même 70 ans.

Évidemment le genre de *service*, les *soins* ont une grande influence sur la longévité des chevaux.

Mais, en règle générale, on peut affirmer que plus la *croissance* d'un cheval est *longue*, plus *longue* aussi sera la *durée* de son *service*.

L'âge du cheval s'apprécie, se détermine d'une façon exacte par *l'examen des dents:*

Tous les autres systèmes préconisés tels que :

Examen des ganaches ;

Pincement de la peau du front ou de la joue ;

Exploration des nœuds de la queue,

ne reposent sur aucune base sérieuse et n'offrent, par conséquent, nulle garantie.

LES DENTS.

Les dents, chez le cheval adulte, sont au nombre de 36 à 40.

Elles ont, suivant leur situation et leur forme, des fonctions différentes.

C'est pourquoi on les divise en : *Molaires, Crochets ou Canines, et Incisives.*

Leur ensemble décrit, à chaque mâchoire, une courbe appelée *arcade dentaire.*

Le poulain n'a pas de crochets et ne possède que 24 dents, toutes destinées, d'ailleurs, à être remplacées.

LES MOLAIRES.

Les *Molaires*, au nombre de 24 (six à chaque branche des maxillaires), sont situées à la partie postérieure des mâchoires.

Elles ont pour mission *d'écraser, de triturer* les aliments ; elles font, en un mot, l'office de meules.

On les distingue en *molaires caduques* et en *arrière-molaires*.

Les trois premières, en effet, tombent et sont immédiatement remplacées dans l'ordre suivant :

Remplacement de la $\left\{\begin{array}{l} 1^{re} \text{ molaire à 2 ans.} \\ 2^{e} \text{ molaire de 3 à 3 ans 1/2.} \\ 3^{e} \text{ molaire à 4 ans.} \end{array}\right.$

Les trois autres exécutent leur sortie de un à quatre ans :

$$\text{Éruption de la}\begin{cases}1^{re} \text{ arrière-molaire à un an.}\\ 2^e \text{ arrière-molaire à deux ans.}\\ 3^e \text{ arrière-molaire à quatre ans.}\end{cases}$$

Malheureusement l'exploration du fond de la bouche n'est pas toujours aisée, surtout chez les chevaux nerveux et irritables.

Aussi, comme les indications qu'elle fournit n'ont qu'une valeur secondaire, qu'une importance relative, la néglige-t-on habituellement dans la pratique.

LES INCISIVES.

Les *incisives* (pl. i et ii) sont disposées en demi-cercle à l'extrémité antérieure des mâchoires : *arc incisif.*

Au nombre de 12 (six à chaque mâchoire), elles servent à *prendre, couper* ou *arracher* les aliments que la langue transporte ensuite sous les molaires.

Les deux incisives du centre se nomment : *Pinces.*

Celles qui les touchent à droite et à gauche : *Mitoyennes.*

Enfin les deux qui terminent l'arcade s'appellent : *Coins.*

LES CROCHETS.

Dans l'espace interdentaire, situé entre les molaires et les incisives, mais plus près de ces dernières, se trouvent les *crochets* (pl. I et II).

Au nombre de quatre, un dans chaque espace, ils n'existent habituellement que chez le mâle.

Ceux qu'on rencontre accidentellement chez la jument sont peu développés, comme avortés.

A la mâchoire inférieure les crochets sont portés par les *barres* qui forment la base de l'espace interdentaire.

De ces trois sortes de dents que nous venons de passer en revue, ce sont les *incisives de la mâchoire inférieure* qui servent presque exclusivement de base pour l'*appréciation de l'âge*.

En effet, ces dents se prêtent, par leur position, à un examen facile et rapide. De plus, elles subissent, avec le temps, des modifications profondes, caractéristiques.

Mais pour bien apprécier, bien saisir ces changements divers, il est indispensable de posséder quelques notions élémentaires de l'anatomie, de la structure des incisives.

PLANCHE I.

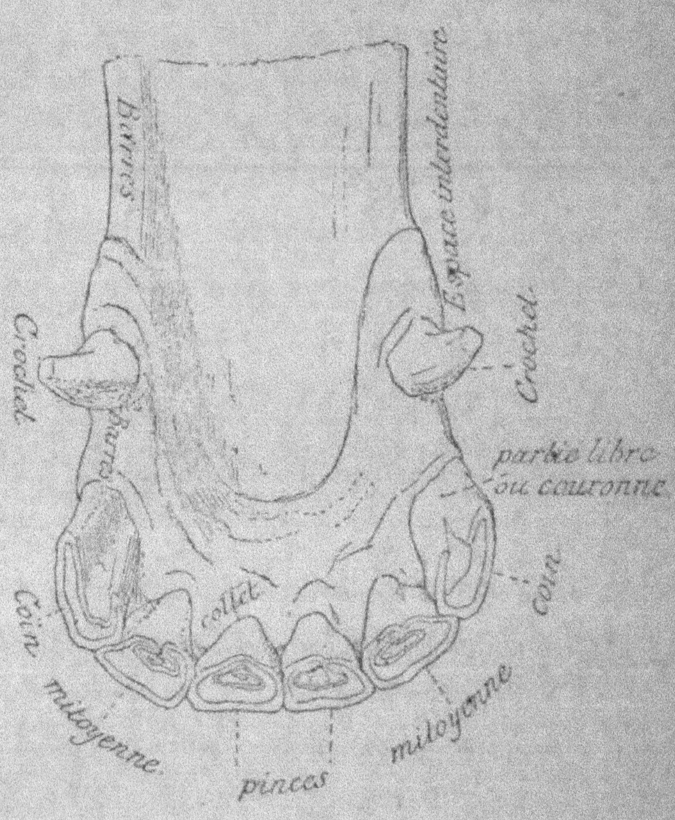

Incisives (coins, mitoyennes et pinces) et crochets.

ANATOMIE DES INCISIVES.

FORME.

L'incisive *vierge*, c'est-à-dire celle qui n'a subi aucune usure, présente la forme générale d'une pyramide triangulaire incurvée.

L'arête interne, très saillante vers le sommet, s'efface graduellement et disparaît avant d'atteindre la base qui affecte, ainsi, les contours d'un *ovale* allongé.

Toute incisive offre à étudier (pl. III et IV):

1° *Deux faces;* l'une *antérieure*, convexe dans les deux sens; l'autre *postérieure*, convexe seulement dans le sens transversal et concave dans celui de la longueur.

2° *Deux bords;* dont l'*interne* est plus épais que l'*externe*.

3° *Deux extrémités*. L'une des extrémités est enchâssée dans une cavité du maxillaire appelée *alvéole* et constitue la *racine*; l'autre, située au dehors de la gencive, fait saillie à l'intérieur de la bouche : c'est l'*extrémité libre* ou *couronne*.

L'*extrémité libre* est creusée d'une sorte de cul-de-sac en entonnoir appelé *cavité dentaire extérieure*.

L'enveloppe immédiate de cette cavité porte le nom de *cornet dentaire*.

Ses bords sont tranchants et sa profondeur est plus grande dans les incisives supérieures que dans les inférieures.

Lorsque les bords tranchants du cornet dentaire, et le cornet lui-même, disparaissent sous l'influence de l'usure, on voit s'élargir, de dehors en dedans, une surface de frottement qui prend le nom de *table dentaire*.

Nous verrons plus loin que les divers changements de forme et d'aspect de cette table constituent d'excellents points de repère pour l'appréciation de l'âge.

L'*extrémité enchâssée* présente l'ouverture de la *cavité dentaire intérieure.*

Assez large à son origine, cette cavité, ménagée dans l'axe longitudinal, se rétrécit progressivement et va se terminer entre le cornet dentaire et le bord antérieur de la dent.

Elle loge la *pulpe* ou *papille* renfermant les vaisseaux et les nerfs destinés à l'entretien, à la vie de la dent.

On désigne sous le nom de *collet* la ligne horizontale qui sépare la racine de la partie libre.

Dans les dents de lait ou caduques, ce collet est formé par une véritable dépression, un sillon circulaire ; mais dans celles de remplacement ou d'adulte, le collet n'est plus qu'une ligne idéale au niveau de la gencive.

PLANCHE III.

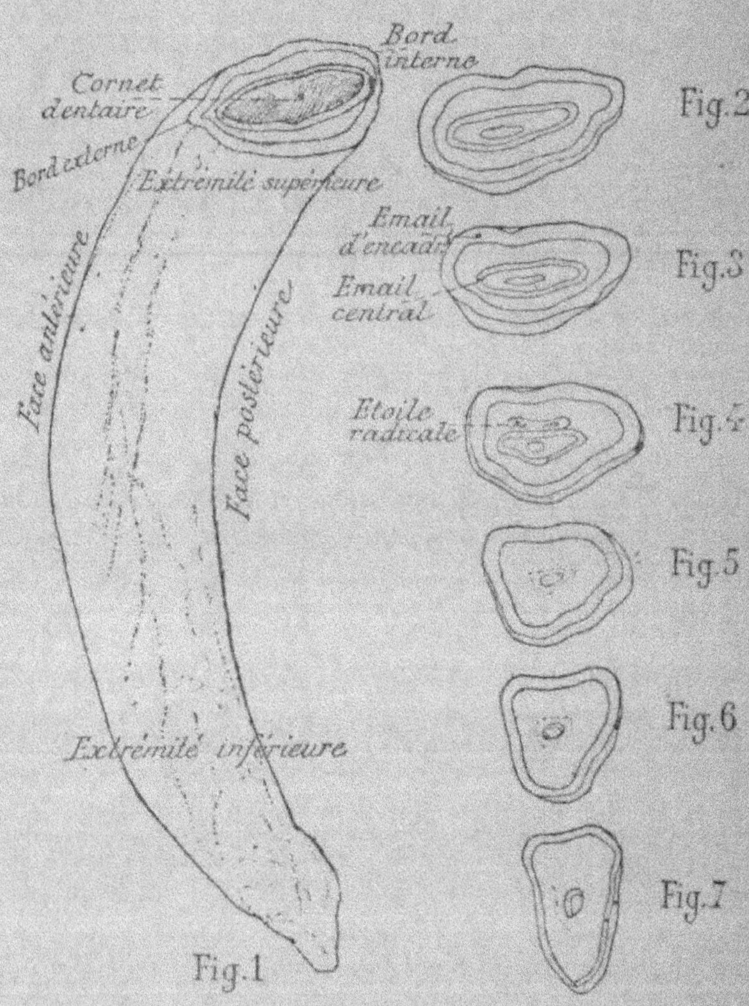

Incisive et sa table. — Coupes transversales à différentes hauteurs.

STRUCTURE.

Nous trouvons, dans la structure de toute incisive, trois substances de composition différente (pl. v et vi).

Deux substances de *revêtement*, superposées, servent d'enveloppe à une troisième dite *fondamentale*.

Cément. — La substance de revêtement la plus extérieure est de nature osseuse et présente une épaisseur variable suivant les dents, les sujets et leur âge.

Elle enveloppe la dent tout entière, et se rencontre même à l'intérieur du cornet dentaire.

Toutefois le frottement de la langue et des lèvres la fait disparaître sur les surfaces saillantes de la partie libre.

Le *cément* augmente de quantité à mesure que l'animal vieillit.

Il a surtout pour mission de consolider, dans leur alvéole, les racines dont la longueur est réduite par l'âge : *cément radical.*

PLANCHE V.

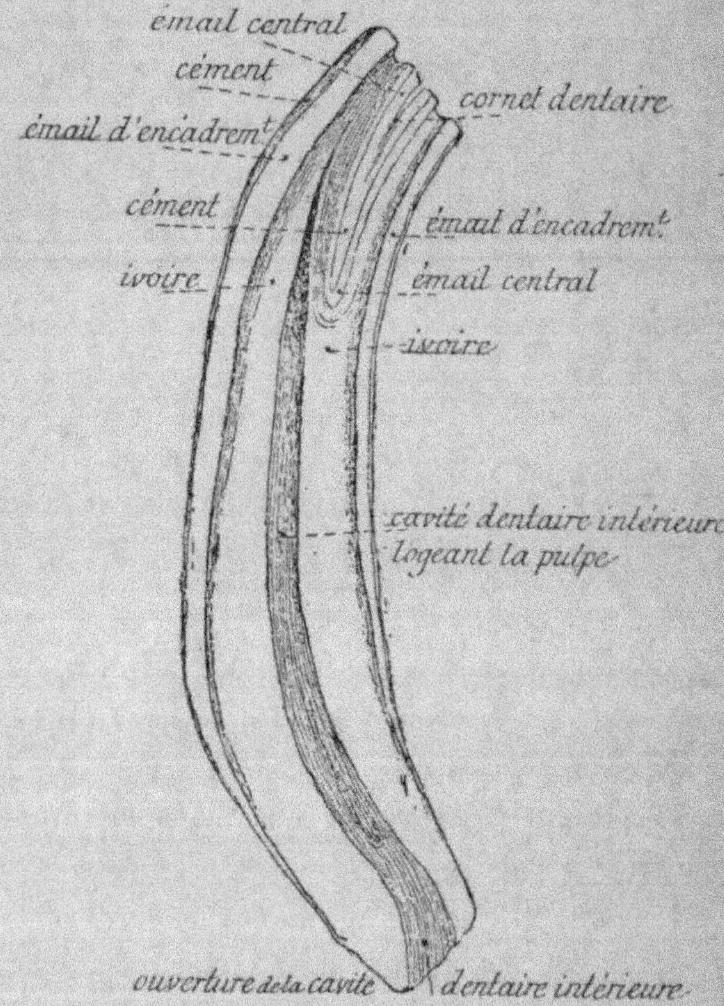

Coupe longitudinale d'une incisive.

Émail. — La *seconde enveloppe de revêtement* se nomme *émail.*

Cette substance, d'un blanc nacré, présente un reflet bleuâtre sur sa coupe transversale.

Sa dureté est extraordinaire; elle fait feu sous le choc d'un instrument d'acier.

En contact direct avec l'ivoire qu'il protège sur toute sa surface, l'émail n'est guère usé que par le frottement des tables.

Il forme les parois du cornet dentaire, et sa couche est plus épaisse et plus longue sur la face antérieure de la dent que sur la face postérieure.

Ivoire. — La *substance fondamentale,* encore appelée *dentine, ivoire,* est produite par la pulpe. Elle comble, à la longue, par l'addition de couches successives, la cavité pulpaire creusée dans sa masse.

Cet *ivoire de nouvelle formation* prend une coloration plus foncée que l'ivoire primitif.

Sur une coupe transversale, la teinte foncée indique donc la place occupée par la cavité pulpaire avant son oblitération. Elle se présente sous la forme d'une bande jaunâtre qui porte le nom d'*étoile radicale*.

MODIFICATIONS QUE L'AGE IMPRIME AUX INCISIVES, AUX CROCHETS ET AUX MACHOIRES

INCISIVES DE LAIT.

Les dents de lait sont plus petites que les remplaçantes; leur cornet dentaire est peu profond, mais leur collet est plus prononcé.

Aussitôt que leur usure a commencé, leur croissance s'arrête, et elles sont bientôt chassées complètement de leur alvéole par les dents d'adulte qui provoquent leur chute.

INCISIVES DE REMPLACEMENT.

ÉRUPTION.

Les dents de remplacement percent la gencive par leur bord antérieur; elles terminent leur éruption par le bord postérieur.

A ce moment l'incisive est à peu près complètement formée dans l'alvéole.

CROISSANCE DE L'INCISIVE.

L'usure produite par le frottement aurait bientôt rasé la partie libre ou couronne, si la dent ne subissait, du dedans vers le dehors, une poussée proportionnelle à son degré d'usure.

Pendant cette sorte de croissance, la cavité pulpaire se comble peu à peu ; la racine s'allonge et se consolide.

Malgré ce travail de restauration, la dent, à un âge avancé, se trouve fortement réduite dans sa longueur totale.

Rasement. — Sitôt que l'usure a fait disparaître les bords tranchants du cornet dentaire, l'émail dessine deux ovales irréguliers de couleur blanche.

L'un borde la dent à l'extérieur : c'est l'*émail d'encadrement ;*

L'autre circonscrit le cornet dentaire : c'est l'*émail central.*

Tous deux se présentent en saillie sur l'ivoire de teinte jaune clair qui les sépare. La forme en entonnoir du cornet dentaire, et sa direction oblique, d'avant en arrière, expliquent comment, par l'usure, l'ouverture de cette cavité se rétrécit et s'éloigne du bord antérieur.

Bientôt il ne reste plus qu'un îlot d'émail central et de cément.

La cavité extérieure a disparu : le *rasement* de la dent est effectué.

Vers cette époque une tache *jaune foncé* fait son apparition entre le bord antérieur de la dent et l'émail central.

Elle varie de forme et de position suivant l'âge. Girard l'a appelée *étoile radicale*.

Nivellement. — Quelques années s'écoulent; l'émail central disparaît entièrement.

On dit alors que la dent est *nivelée*.

Peu à peu l'émail d'encadrement diminue d'épaisseur et cesse d'être visible sur le bord antérieur, puis disparaît enfin sur le bord postérieur.

Alors survient fréquemment la consolidation des chicots par la *cémentation radicale*.

DIRECTION.

Lorsqu'on examine de *profil* la courbe formée par la juxtaposition des incisives des deux mâchoires, on constate que, dans le jeune âge, elle mesure un demi-cercle assez régulier.

Mais à mesure que l'animal vieillit, cet arc se ferme et se transforme en un *angle curviligne,* sorte d'ogive qui devient de plus en plus aiguë.

En même temps, les dents, qui convergeaient par l'extrémité de leurs racines, deviennent parallèles et finissent par converger par leur partie libre.

L'*arc incisif,* formé par la réunion des tables, modifie aussi sa courbe, mais à l'inverse de celle du profil antérieur.

Ici, le cercle s'ouvre et se rapproche de plus en plus de la ligne droite.

FORMES SUCCESSIVES DE LA TABLE DENTAIRE.

L'incisive vierge, avons-nous dit, présente la forme d'une *pyramide triangulaire incurvée, dont l'arête interne s'efface avant d'atteindre la base.*

Cette définition nous permettra de comprendre les modifications que subit la forme de la table, à mesure que les coupes transversales se rapprochent de l'extrémité de la racine :

1° La table est d'abord *aplatie d'avant en arrière ;*

2° Elle prend la forme *ovale ;*

3° Elle devient *arrondie ;*

4° Elle dessine un *triangle ;*

5° Enfin elle *s'aplatit d'un côté à l'autre* et devient *biangulaire.*

CROCHETS.

Le crochet n'est pas caduc. Il se distingue des incisives par sa forme conique, l'absence de cornet dentaire et un plus grand développement de sa cavité intérieure.

On reconnaît dans le crochet :

1° *Deux faces;* l'une externe, l'autre interne ;

2° *Deux bords;* l'un antérieur, convexe, l'autre postérieur, concave ;

3° *Deux extrémités.* L'extrémité libre se termine en pointe mousse recouverte d'émail, tandis que l'extrémité enchâssée présente l'ouverture de la cavité intérieure qui parcourt toute la longueur de la dent.

Cette cavité s'oblitère, avec l'âge, et se transforme en un canal étroit et assez court.

L'usure se produit par le frottement des aliments et du mors de la bride, car les crochets supérieur et inférieur n'ont aucun point de contact.

Bientôt l'extrémité libre s'arrondit, l'émail disparaît et, sur la partie centrale, se montre une *étoile radicale*.

MACHOIRES.

L'*extrémité antérieure* des mâchoires subit l'influence des modifications permanentes des incisives.

Avec l'âge, elle se rétrécit latéralement ; c'est-à-dire, de gauche à droite, en même temps qu'elle s'aplatit de dessus en dessous.

EXAMEN DES DENTS

Pour examiner les dents, on se place à gauche du cheval et, saisissant une lèvre de chaque main, on les écarte suffisamment pour permettre d'observer si les incisives sont de première ou de deuxième dentition.

On s'assure, en même temps, si leur disposition, leur situation sont normales.

Ensuite, soit qu'on amène la langue au dehors, soit qu'on introduise seulement un ou plusieurs doigts entre les barres, on fait ouvrir les mâchoires et l'on se rend compte de l'état des tables.

Enfin on tâche de découvrir les fraudes qu'on aurait pu employer pour égarer sur l'appréciation de l'âge.

DÉTERMINATION DE L'AGE PAR LES DENTS.

On peut diviser les différentes modifications que subissent les incisives en cinq périodes successives :

1° Époque de *l'éruption des incisives de première dentition ;*

2° Époque de leur *rasement ;*

3° Époque de la *chute des incisives caduques et de leur remplacement ;*

4° Époque de *rasement des incisives de seconde dentition ;*

5° *Formes diverses que présentent leurs tables.*

PREMIÈRE PÉRIODE.

ÉRUPTION DES INCISIVES DE PREMIÈRE DENTITION·

De la naissance à 10 mois.

Le poulain naît sans incisives apparentes.
Toutefois on devine déjà les pinces sous la muqueuse.

Huit jours. — Les *pinces supérieures* font
leur *éruption du sixième au huitième jour.* Les
pinces inférieures suivent de près (pl. vii).

De 30 à 40 jours. — *Sortie des mitoyennes.* Déjà le bord antérieur des pinces est atteint par l'usure (pl. VIII).

Trois mois. — Il y a quatre dents à chaque mâchoire.

Le bord postérieur des pinces subit aussi l'usure.

Quatre mois. — Les mitoyennes sont bien sorties et usent par une partie seulement de leur bord antérieur (pl. VIII).

Cinq mois. — Les mitoyennes se touchent par toute la largeur de leur bord antérieur.

Les *coins* sont prêts à percer.

Six mois (environ). — Les mitoyennes se dégagent davantage ; leur bord postérieur est touché par l'usure.

Parfois le *coin* a percé la muqueuse.

Huit à dix mois. — Le *coin* accomplit son éruption plus ou moins tardivement. L'*arc incisif* décrit un demi-cercle régulier (pl. IX).

DEUXIÈME PÉRIODE.

RASEMENT ET USURE DES DENTS DE 1re DENTITION

De un an à deux ans et demi.

Un an. — L'éruption des coins est achevée ; mais le contact n'a pas lieu encore. Les pinces *inférieures* sont fortement rasées sur les deux bords.

Les pinces et les mitoyennes *supérieures* sont à peine entamées sur leur bord postérieur.

Seize mois. — Les coins ont pris contact et leur usure commence (pl. IX).

Souvent les pinces inférieures sont rasées ; mais les mitoyennes plus rarement.

Vingt mois. — Les coins inférieurs ont leur bord antérieur fortement usé. Les pinces sont plus colletées à leur base.

Les mitoyennes sont souvent rasées.

Deux ans. — Les pinces et les mitoyennes sont complètement rasées; ces dernières commencent à se colleter.

Bientôt les pinces diminuent de longueur; leur collet se dégage de la gencive,

Elles prennent une couleur brunâtre, puis elles s'ébranlent et tombent.

Pendant la durée du rasement des dents de lait, l'arc incisif se déprime progressivement.

TROISIÈME PÉRIODE.

ÉRUPTION DES INCISIVES DE REMPLACEMENT
OU D'ADULTE

De deux ans et demi à cinq ans.

Deux ans et demi. — Chute des pinces supérieures, et, bientôt après, des inférieures.

En même temps, apparait le bord antérieur des pinces de remplacement.

En moins de deux mois l'éruption est complète.

Prenant trois ans ou de 32 à 36 mois. — Les pinces supérieures sont près d'atteindre au niveau des mitoyennes inférieures; tandis que les pinces inférieures émergent à peine de la gencive.

Les mitoyennes sont très rasées.

Trois ans. — Les quatre pinces sont bien sorties; les inférieures ont pris contact avec les supérieures.

Elles se distinguent aisément des dents de lait par :

Leurs dimensions plus fortes;

Leur couleur plus foncée;

Et les cannelures de leur face antérieure.

Trois ans faits ou de 36 à 40 mois. — Les pinces commencent à user par les deux bords. Les mitoyennes de lait se déchaussent et s'ébranlent (pl. x).

Les coins inférieurs sont presque nivelés.

Prenant quatre ans. — Éruption des mitoyennes de remplacement et chute de celles de lait (pl. xi).

Le cornet dentaire des pinces se trouve circonscrit par l'*émail central*.

Les coins de lait se dégagent à leur base.

Les mitoyennes sont encore vierges d'usure.

Quatre ans. — Les tables des quatre remplaçantes de chaque mâchoire sont au même niveau.

Les mitoyennes n'ont pas le cornet dentaire complètement entouré par l'émail.

Chez les chevaux de pur sang les pinces inférieures sont souvent rasées.

Les coins de lait sont colletés, déchaussés, rasés.

Quatre ans faits. — Chute successive des coins de lait et apparition des coins d'adulte (pl. XII).

Les pinces et les mitoyennes présentent une usure très prononcée.

Il arrive parfois que les mitoyennes et les coins exécutent ensemble leur sortie.

Le cheval, dans ce cas, n'a réellement que quatre ans et demi, quoiqu'il en marque cinq.

Prenant cinq ans. — Les coins d'adulte, fortement sortis, ne présentent pas encore d'usure.

Les pinces sont rasées ; leur émail central s'éloigne du bord antérieur de la table.

Cinq ans. — La bouche est faite ; l'arc incisif est régulier (pl. XII).

Le bord postérieur des coins est encore vierge.

Les pinces sont rasées, mais l'émail central est encore très allongé en travers.

Les crochets sont complètement sortis.

Cinq ans faits. — La table dentaire des pinces et des mitoyennes s'agrandit aux dépens du cornet dentaire dont l'ouverture se rétrécit.

Le profil antérieur des incisives forme un demi-cercle régulier.

QUATRIÈME PÉRIODE.

FORME OVALAIRE DE LA TABLE.

RASEMENT DES INCISIVES DE REMPLACEMENT

De six à neuf ans.

Six ans. — Les pinces sont généralement rasées, et tendent à prendre la forme ovale (pl. xiii).

Le bord postérieur des coins est atteint aussi par l'usure.

Dans ces dents l'émail central forme un cercle complet, tandis que chez les mitoyennes le cornet dentaire est presque disparu.

Sept ans. — La face antérieure des dents blanchit par la disparition de la couche de cément qui recouvrait l'émail (pl. XIV).

Les mitoyennes inférieures sont rasées et leur table devient *ovalaire*.

L'émail central des pinces se réduit et se porte en arrière.

La surface de la table des coins supérieurs est plus étendue que celle des inférieurs.

Elle use donc irrégulièrement, et présente, presque toujours, une sorte d'*échancrure* limitée par un prolongement triangulaire du bord externe qui ne subit plus d'usure.

Le profil dessiné par les pinces perd peu à peu sa régularité.

L'arc se casse par le milieu.

Huit ans. — Les incisives inférieures sont totalement rasées (pl. xv).

Les pinces tendent à s'*arrondir* et leur émail central se rapproche davantage du bord postérieur. Les mitoyennes sont *ovales;* les coins près de le devenir. La base des coins est coupée carrément par la gencive.

L'*étoile radicale* apparaît, sous forme d'une ligne transversale jaunâtre assez accusée sur les pinces.

La bouche a acquis toute sa force. Cependant l'*arcade incisive* est plus étroite qu'à cinq ans.

Quant au *profil antérieur,* en raison de la direction oblique que commencent à prendre les dents, il se transforme en une sorte de *courbe ogivale* qui va devenir de plus en plus aiguë.

CINQUIÈME PÉRIODE.

NIVELLEMENT DES INCISIVES ET FORMES SUCCESSIVES
DE LEURS TABLES

De neuf ans et au-dessus.

Les caractères fournis par la cinquième période sont basés sur :

1° Les formes successives de l'*extrémité libre des incisives;*

2° La disposition du *cul-de-sac dentaire;*

3° La forme et la situation de l'*étoile radicale* sur les tables de frottement;

4° Les modifications subies par les *dents,* dans leur *direction* et leur *situation.*

5° Le degré d'*épaisseur de l'émail d'encadrement;*

6° L'apparition du *cément radical;*

7° L'état extérieur de la *tête.*

FORME ARRONDIE DE LA TABLE.

De neuf à treize ans.

Neuf ans. — Les *pinces* sont *rondes;* l'émail central devient triangulaire, et l'*étoile radicale,* bien marquée, occupe le *milieu* de la table (pl. XVI).

Les *mitoyennes* tendent à s'arrondir.

Les *coins* sont ovales.

L'*angle curviligne* formé par le profil des incisives devient plus aigu.

Dix ans. — Les *pinces* sont encore plus rondes; leur émail central plus rapproché du bord postérieur (pl. XVII).

Les *mitoyennes* sont arrondies.

Les *coins* tendent à prendre cette forme.

L'*étoile radicale* est apparente sur toutes les dents et s'avance vers le milieu de la table.

Onze ans. — Les *coins* et les *mitoyennes* sont arrondis (pl. XVIII).

L'*émail central* touche presque le bord postérieur.

L'*étoile radicale* est moins longue.

Les *coins inférieurs,* vus de profil, sont aussi larges à la base qu'à l'extrémité libre.

Les *coins supérieurs,* plus obliques, sont presque rasés.

Douze ans. — *Toutes les dents* ont la forme arrondie (pl. xix).

Elles sont parfois *nivelées*. Cependant elles peuvent encore présenter des traces d'émail central.

L'*étoile radicale,* peu étendue, occupe le centre de la table.

L'étendue et la convexité des *arcs incisifs* diminue visiblement.

L'*angle curviligne*, formé par le profil des dents, se ferme davantage; ses côtés s'aplatissent.

Treize ans. — Le bord externe des *coins su-*
périeurs offre de nouveau un *prolongement trian-*
gulaire limitant une *échancrure* (pl. xx).

Les *pinces supérieures* ont l'émail central arrondi.

L'émail central n'existe plus dans les *incisives*
inférieures. Ces dents sont nivelées.

FORME   TRIANGULAIRE   DE   LA   TABLE.

De quatorze à dix-sept ans.

Quatorze ans. — Les *pinces* tendent à prendre la forme triangulaire.

L'*arc incisif* perd sa courbe et se rétrécit.

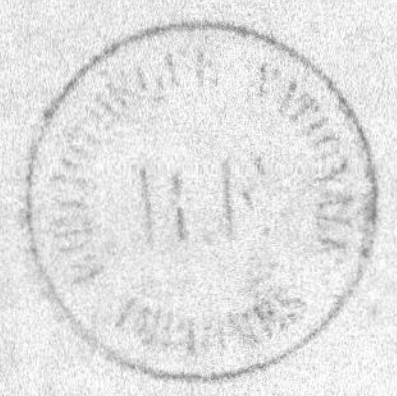

Quinze ans. — Les *pinces* sont *triangulaires*, et les mitoyennes commencent à prendre cette forme (pl. xxi).

L'*étoile radicale* est bien arrondie sur toutes les *incisives inférieures*. Dans les *supérieures* l'émail central diminue d'étendue.

Seize ans. — Triangularité des *mitoyennes*.

Dix-sept ans. — Triangularité des *coins* qui sont très obliques vus de profil (pl. xxii).

Les pinces *supérieures* sont presque *nivelées*.

L'*angle curviligne* s'affaisse de plus en plus et s'allonge.

FORME APLATIE DES TABLES OU BIANGULARITÉ

De dix-huit ans et au-dessus.

Dix-huit ans. — Les *pinces supérieures* sont *nivelées*.

Les *tables* se *rétrécissent* latéralement et s'*allongent* d'avant en arrière.

Dix-neuf ans. — Nivellement des *mitoyennes supérieures*.

Les *tables* continuent à se *rétrécir* et à s'*allonger* d'avant en arrière (pl. XXIII).

Elles convergent par leur bord postérieur.

Le *profil* des incisives se présente sous un angle encore plus fermé.

Vingt ans environ. — Le profil devient de plus en plus aigu (pl. xxiv).

Les *surfaces* de *frottement* sont très aplaties de droite à gauche, et l'*émail* qui tapisse leur bord postérieur perd graduellement de son épaisseur.

Les *dents* sont souvent entourées, à leur base, de *cément radical*.

Trente ans. — A partir de vingt ans, les dents acquièrent une *longueur* et une *horizontalité* excessives ; parfois, au contraire, elles sont *usées jusqu'à la racine* (pl. xxv).

Chez les très vieux chevaux, *l'étoile radicale* se montre sous la forme d'une *tache blanche* ou d'une *petite cavité ronde.*

L'*émail d'encadrement* est incomplet ou manque totalement.

Dans ce dernier cas survient la *cémentation radicale* qui consolide les *chicots.*

La *langue*, qui commençait déjà à déborder les barres vers dix-sept ans, n'est plus du tout maintenue ; la *salive* s'échappe au dehors quand on écarte les mâchoires.

Le *bord inférieur* du maxillaire devient de plus en plus *tranchant,* et le *chanfrein* se *déprime* progressivement sur ses faces latérales.

Les *tempes* et les *arcades sourcillières* grisonnent ; la crinière et la queue se dégarnissent, etc.

CHEVAUX MAL BOUCHÉS
OU MAL DENTÉS.

Cette expression s'applique aux chevaux qui présentent une *conformation irrégulière* des dents ou des mâchoires ; ou chez lesquels une *usure trop lente* ou *trop précoce* empêche d'apprécier l'âge d'une façon exacte.

LONGUEUR ET USURE NORMALES
DES INCISIVES.

La partie libre des incisives doit mesurer normalement *seize millimètres* de longueur au dehors de la gencive.

L'usure produite par le frottement est de *trois millimètres* par *année* chez les *chevaux fins* ; et de *quatre millimètres* chez les *chevaux communs*.

IRRÉGULARITÉS DANS L'USURE
DES INCISIVES.

La composition physico-chimique des dents, les dispositions plus ou moins régulières des arcades, le genre de nourriture de l'animal sont autant de causes qui avancent ou retardent l'usure de la couronne.

Le cheval peut donc paraître *plus âgé* ou *plus jeune* qu'il n'est réellement.

LE CHEVAL PARAIT PLUS JEUNE.

Dans ce cas, la dent, usant avec *trop de lenteur*, acquiert par la sortie de sa partie libre, par sa croissance, une longueur qui dépasse *seize millimètres*.

Pour trouver l'âge exact, il faut *ajouter* à l'âge indiqué par la table de la dent, *autant d'années* qu'il y a de fois *trois ou quatre millimètres* de trop.

Exemple : Les dents d'un cheval marquent *dix ans* par leur table ; mais elles mesurent *vingt-quatre* millimètres ; soit 24 — 16 = 8 millimètres de plus que la longueur normale.

Ces *huit* millimètres représentent l'usure de $\left(\frac{8}{4} = 2\right)$ *deux années* qu'il faut ajouter aux *dix ans.*

Le cheval a donc, en réalité, *douze ans.*

LE CHEVAL PARAIT PLUS AGÉ.

Ici la dent a usé trop rapidement.

L'âge véritable se trouve en *retranchant* de celui indiqué par les incisives, *autant d'années* qu'il y a de fois *trois* ou *quatre* millimètres de *moins* que *seize.*

Exemple : La table des incisives marque *treize ans;* mais la partie libre de ces dents ne mesure que *quatre millimètres;* c'est-à-dire qu'il en manque *douze* à la longueur normale.

Ces *douze* millimètres d'usure *en trop* avancent l'âge de $\left(\frac{12}{4} = 3\right)$ trois ans.

Le cheval n'a donc que *dix ans,* au lieu de *treize.*

CHEVAUX BÉGUS.

On désigne sous ce nom les chevaux dont les incisives *portent* encore le *cornet dentaire,* à une époque où le rasement devrait être complet (pl. XXVI).

La *persistance* de cette cavité peut tenir à sa *longueur excessive ;* mais souvent aussi à la *faible épaisseur* de la *couche* de *cément* qui en tapisse l'intérieur.

Dans ce dernier cas, la lumière du cornet n'étant pas obstruée par le cément, on a l'illusion d'une *longueur anormale.*

Cette particularité peut se montrer d'une façon fort irrégulière sur les diverses incisives d'un même sujet.

Prise à la lettre, cette qualification de *bégu* pourrait s'appliquer à chaque incisive qui conserve son cornet dentaire après l'époque de son

rasement ; c'est-à-dire vers *sept ans* pour les pinces, *huit ans* pour les mitoyennes, *neuf ans* pour les coins.

Mais, dans un sens plus général, on la donne à tout sujet qui présente encore ce caractère après l'âge de neuf ans.

Pour éviter toute erreur dans l'appréciation de l'âge, il faut, en cas de *persistance* du *cornet dentaire*, se baser sur :

1° L'*aspect des tables* qui ont quitté la forme *ovale* pour prendre la forme *arrondie ;*

2° La *position* de l'*étoile radicale* qui s'est éloignée du bord antérieur et occupe le *milieu* de la *table ;*

3° La direction plus oblique des incisives ;

4° La couleur plus foncée de ces dents.

CHEVAUX FAUX BÉGUS.

On dit le cheval *faux bégu*, lorsque, dans ses incisives, le *cul-de-sac* du cornet dentaire ne disparaît pas vers l'âge de *douze* à *treize ans* (pl. XXVII).

Très fréquents, mais très irréguliers dans leurs manifestations, ces cas de persistance sont dus, comme la béguité, à la *longueur anormale* du cornet.

Pour la détermination de l'âge il suffira de se rappeler que les derniers vestiges de l'*émail central* disparaissent normalement avant l'arrivée de la forme *triangulaire* des tables.

D'ailleurs, l'aspect *arrondi* de l'*étoile dentaire*, l'obliquité encore plus prononcée des incisives, leur couleur foncée, indiquent qu'on est entré dans une nouvelle période.

CHEVAUX TIQUEURS.

La loi de 1884 comprend, parmi les vices rédhibitoires, le *tic avec* ou *sans usure des dents*.

Certains chevaux *tiquent en l'air*; mais la plupart prennent, pour tiquer, *un appui* sur un corps étranger quelconque.

Aussi les incisives de ces derniers sont-elles plus ou moins entamées par une usure anormale, qui peut porter sur une ou plusieurs faces ou sur la table.

Parfois les dents sont tellement déformées que la détermination de l'âge devient fort difficile.

Il faut alors restaurer mentalement ces incisives dans leur forme et leurs dimensions primitives.

Enfin, il est nécessaire de se baser sur l'étude des caractères secondaires : direction, longueur, couleur des dents, etc., que nous avons passés en revue.

MOYENS FRAUDULEUX EMPLOYÉS
POUR TROMPER
SUR L'AGE D'UN CHEVAL.

POUR VIEILLIR UN CHEVAL.

Le cheval atteignant sa valeur maximum vers l'âge de cinq ans, plus il s'approchera de cet âge, plus son prix de vente deviendra élevé.

Il est donc tout naturel qu'on cherche à vieillir le poulain.

C'est pourquoi on lui *arrache* parfois, vers *trois ans,* les *mitoyennes caduques,* afin de faire croire à leur prochain remplacement.

L'animal paraît, alors, vieilli d'un an.

On pratique la même opération sur les chevaux de *quatre ans* en leur *enlevant* les *coins de lait,* ce qui simule l'approche de *cinq ans.*

Ces ruses sont assez faciles à découvrir.

En effet, la dent ne tombe que sous l'influence de la poussée de sa remplaçante dont les bords tranchants ont déjà traversé la gencive.

Si la dent est *arrachée violemment,* on provoque une inflammation consécutive de la gencive, qui peut être longtemps visible ; mais on ne constate nulle *trace superficielle* ou *profonde* de l'*incisive* de *remplacement.*

De plus, dans le cas d'*arrachement* de la *mitoyenne,* la *pince* montre ses *bords* encore *vierges ;* tandis que dans le cas de chute normale de sa voisine, elle devrait, déjà, avoir subi un commencement d'usure.

Quoi qu'il en soit, cette évulsion prématurée ne modifie guère l'éruption des autres dents, qui s'exécute, à peu près, aux époques voulues.

POUR RAJEUNIR LE CHEVAL.

RACCOURCISSEMENT DES INCISIVES.

Raccourcir, par la lime ou la râpe, les dents trop longues d'un vieux cheval, dans l'espoir de donner le change sur son âge, constitue un moyen tellement grossier qu'il est à peu près abandonné aujourd'hui.

En effet, il est impossible de cacher la solution de continuité, l'espace vide qu'on a créé ainsi entre les incisives supérieures et les inférieures.

De plus, si l'usure artificielle a rendu à la dent sa longueur normale, elle a aussi rendu à la table sa forme réelle, ce qui va à l'encontre du but que se propose le fraudeur.

Enfin, avec un peu d'attention, on remarquera que la surface de frottement est trop *nette* et porte, au lieu des saillies circulaires de l'émail, des traces du passage de la râpe.

CONTRE-MARQUE.

Certains maquignons, peu scrupuleux, cherchent à rétablir, chez les chevaux âgés, le *cornet dentaire* des *incisives inférieures* et sa couleur noire ou *germe* de *fève* (pl. XXVII).

Au moyen d'un burin ou d'une gouge étroite, ils contre-marquent les dents d'une façon plus ou moins adroite ; c'est-à-dire qu'ils creusent une *cavité artificielle* au milieu de la table.

Ce travail est quelquefois précédé d'un limage à plat de la surface de frottement.

Enfin, au moment de la mise en vente, on provoque, par un excitant quelconque, une salivation abondante destinée à gêner l'examen des incisives.

Le *limage à plat* est décelé par le manque de contact entre les incisives des deux mâchoires.

On reconnaît que la *cavité* est *artificielle* aux caractères suivants :

Si la dent est nivelée.

1° A *l'absence totale de cette bordure blanche d'émail* qui circonscrit le cornet normal, et qui se montre en *saillie* sur l'ivoire ;

2° A la forme de la table de la dent qui n'est plus en rapport avec la présence du cornet dentaire.

Si la dent est simplement rasée.

1° A la présence, entre la cavité et le bord postérieur de la table, des restes de l'émail central, derniers vestiges du cornet dentaire primitif ;

2° Aux caractères que nous avons signalés pour la dent nivelée et qui sont communs dans les deux cas.

AGE DE L'ANE ET DU MULET

Les dents de l'âne et du mulet présentent, dans leur ensemble, les caractères généraux de celles du cheval.

Toutefois les modifications que subissent les incisives sont loin d'avoir la même *régularité*.

Dans certains cas, le cornet dentaire persiste au delà de la limite normale ; dans d'autres, les coins achèvent à peine leur éruption, que déjà les pinces et les mitoyennes ont complètement rasé.

Chez ces animaux, l'évaluation de l'âge devient très difficile entre l'époque de sept ans et celle où se manifeste la biangularité.

Cette dernière forme de la table est même plus tardive que chez le cheval.

AGE DU BOEUF

LES DENTS.

Chez le bœuf les dents sont au nombre de *trente-deux* :

Vingt-quatre molaires, dont douze à chaque mâchoire ;

Huit incisives, toutes portées par la mâchoire inférieure.

A la mâchoire supérieure, les incisives sont remplacées par un *bourrelet cartilagineux*, sorte de gencive durcie, qui fournit un point d'appui aux incisives de la mâchoire inférieure.

LES INCISIVES.

Les huit incisives sont disposées en *éventail* à l'extrémité de la mâchoire inférieure, où elles affectent une direction presque horizontale. Assez légèrement implantées dans les alvéoles, elles conservent une certaine mobilité qu'il ne faut pas prendre pour un état maladif, mais qui leur était nécessaire pour empêcher le bourrelet cartilagineux d'être entamé par leur appui.

Cette disposition et cette mobilité donnent à leur arcade une vague ressemblance avec le *clavier* d'un piano.

Suivant leur position on les nomme :

Pinces,

Premières mitoyennes,

Secondes mitoyennes,

Coins.

ANATOMIE DES INCISIVES.

La composition anatomique des dents du bœuf est la même que celle des dents du cheval.

Un *collet très prononcé* sépare la partie libre de la racine et donne, à peu près, à la dent, la forme d'une *pelle*.

La *partie libre* présente une *face inférieure convexe* et une *supérieure* légèrement *concave*.

Le *bord* qui joint les deux faces est tranchant dans sa partie antérieure.

La *racine* est étroite et légèrement conique; son extrémité présente l'ouverture d'une cavité intérieure qui se comble, avec l'âge, d'un ivoire de nouvelle formation, à teinte plus foncée que celle de l'ivoire primitif.

MODIFICATIONS PRODUITES PAR L'USURE.

Les incisives étant presque horizontales, leur usure commence par le *bord antérieur* et gagne peu à peu toute la *face supérieure* qui constitue la *table de la dent* ou *avale*.

Dès qu'une éminence située sur cette face, et les deux sillons qui la bordent, sont disparus, on dit la dent *nivelée*.

Au début, apparaît une bande jaunâtre d'ivoire mise à nu par l'usure de l'émail.

Plus tard, dans ce même ivoire, se montre une *bande transversale* plus foncée, produite par la teinte de l'ivoire récent qui comble peu à peu la cavité intérieure.

Cette sorte d'*étoile dentaire,* varie dans ses dimensions, suivant l'âge et l'incisive qui la porte. En dernier lieu elle prend la forme carrée.

Les incisives du bœuf, ayant la forme d'une *pelle,* se touchent seulement par leur extrémité.

Lorsque ce bord, qui établit le contact entre elles, se réduit par l'usure, on croirait les voir s'écarter, tandis qu'elles restent toujours à la même place.

La mâchoire ne se rétrécit pas comme chez le cheval.

Bientôt la partie libre de la dent a totalement disparu. A sa place, subsiste encore la racine formant un *chicot jaunâtre, très espacé* de ses voisins.

Les incisives du bœuf sont caduques, et les deux *pinces de lait* sont toujours séparées par un *intervalle marqué.*

DÉTERMINATION DE L'AGE DU BŒUF
PAR LES DENTS.

ÉRUPTION DES INCISIVES DE LAIT.

A sa naissance, le veau possède souvent les pinces et les premières mitoyennes.

Dans le cas contraire la sortie se fait :

Vers le 4ᵉ jour. — Pour les pinces ;

Vers le 8ᵉ jour. — Pour les *premières mitoyennes* ;

Vers le 20ᵉ jour. — Pour les *deuxièmes mitoyennes* ;

Vers le 25ᵉ jour. — Pour les *coins*.

Ces dernières dents achèvent leur éruption à :

Cinq ou six mois. — Époque où l'on dit que la *mâchoire est au rond*.

RASEMENT DES INCISIVES DE LAIT.

Quoique l'usure varie suivant la nourriture, on peut assigner les dates suivantes au rasement :

De 6 à 10 mois. — Pour les pinces.

A 12 mois. — Pour les premières mitoyennes ;

A 15 mois. — Pour les deuxièmes mitoyennes ;

De 18 à 20 mois. — Pour les coins (pl. XXVIII).

ÉRUPTION DES INCISIVES DE REMPLACEMENT.

A 20 mois. — Apparition des pinces, placées de travers.

24 mois. — Fin de l'éruption des pinces (pl. XXVIII).

2 ans et demi à 3 ans. — Apparition et remplacement des premières mitoyennes (pl. XXVIII).

3 ans et demi à 4 ans. — Apparition et remplacement des deuxièmes mitoyennes (pl. XXIX et XXX).

4 ans et demi à 5 ans. — Apparition des coins (pl. XXIX et XXX.).

5 ans à 6 ans. — Fin de l'éruption des coins. La mâchoire est alors au rond.

AGE DU BŒUF.

PLANCHE XXIX.

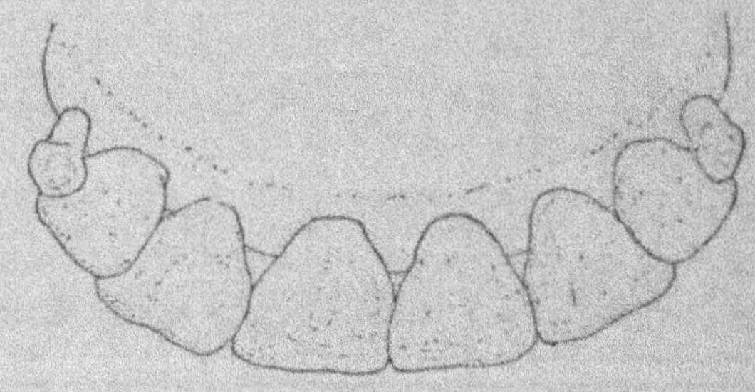

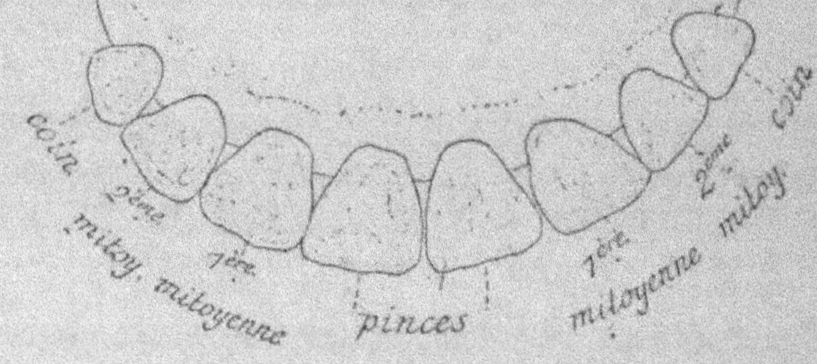

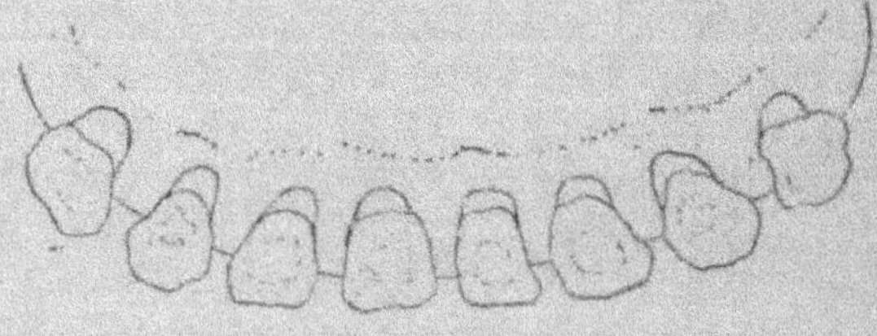

Éruption des incisives de remplacement et rasement.
1. De 3 ans 1/2 à 4 ans. — 2. De 4 ans 1/2 à 5 ans. — 3. A 12 ans.
Racines ou chicots.

RASEMENT DES INCISIVES DE REMPLACEMENT.

6 à 7 ans. — Rasement des pinces et des premières mitoyennes.

Commencement d'usure des deuxièmes mitoyennes.

7 à 8 ans. — L'*avale* des *pinces* est *nivelée*. Rasement presque complet des premières mitoyennes.

Celui des deuxièmes mitoyennes est fortement avancé.

Les coins perdent leur bord tranchant.

8 à 9 ans. — Les coins sont rasés entièrement ; les mitoyennes nivelées.

Les pinces commencent à présenter une *concavité* en rapport avec le bourrelet cartilagineux de la mâchoire supérieure.

10 ans. — Nivellement des coins.

Concavité des premières mitoyennes.

Les pinces deviennent carrées.

L'*étoile dentaire* apparaît dans les pinces et les premières mitoyennes.

L'arc de cercle formé par le bord des incisives s'efface graduellement et se rapproche de la ligne droite.

La mâchoire *est au ras*.

11 ans. — Les dents se raccourcissent encore et s'écartent davantage.

L'*étoile dentaire* des pinces et des premières mitoyennes prend la *forme carrée* et se trouve *bordée de blanc*.

12 ans. — L'écartement des dents augmente. L'*étoile dentaire* présente la bordure blanche et la forme carrée sur toutes les dents (pl. XXIX et XXX).

Enfin, la table étant usée, les chicots jaunâtres formés par les racines ne permettent plus qu'une évaluation très approximative de l'âge.

Ajoutons que chez certaines races précoces, l'éruption des dents de remplacement est achevée avant l'âge de quatre ans.

DÉTERMINATION DE L'AGE DU BŒUF
PAR LES CORNES.

L'appendice frontal qui sert au bœuf d'arme défensive a pour base une apophyse osseuse appelée *cornillon*.

Le cornillon est enveloppé d'un *étui corné*, dont la nature se rapproche de celle de l'ongle de l'homme, et qui peut se décomposer en une série de *cornets* emboîtés comme des oublies.

Cette disposition explique comment l'accroissement de la corne a lieu en longueur et en épaisseur.

Le développement de l'appendice commence dès la naissance et se continue durant toute la vie de l'animal.

La pousse de corne produite chaque année se trouve séparée de la précédente par une sorte de *sillon annulaire* plus ou moins prononcé et à surface lisse.

Chaque sillon est précédé d'un bourrelet en saillie et à surface rugueuse.

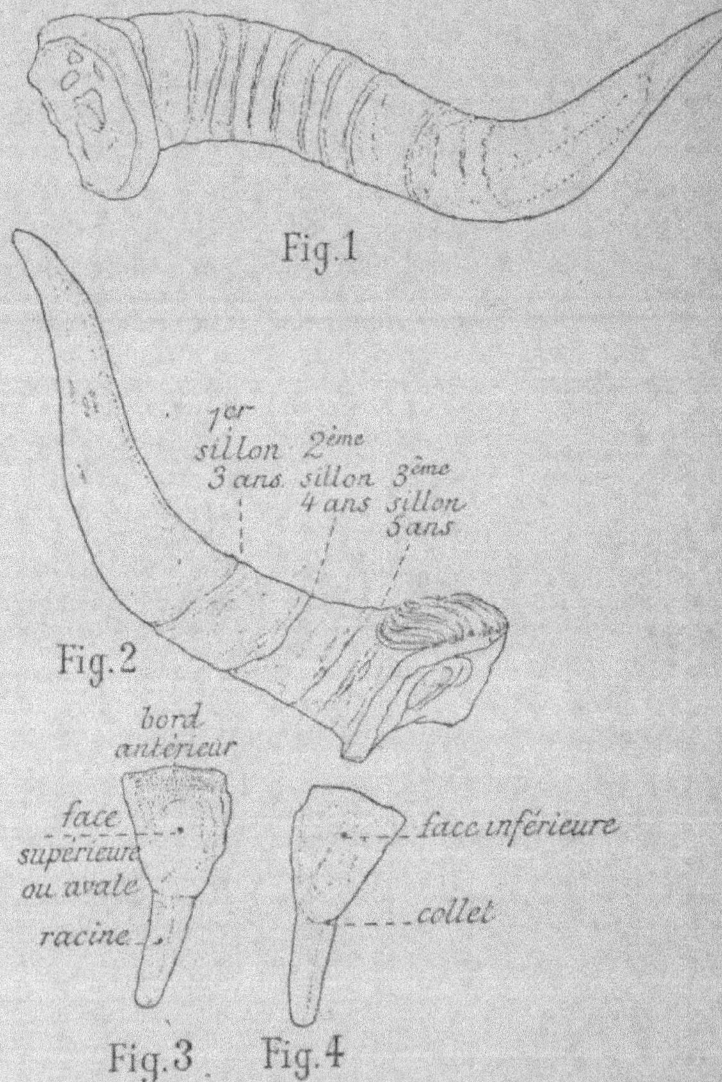

1. Corne d'une vache âgée de 13 ans. — 2. Corne d'un bœuf âgé de 5 ans. — 3 et 4. Incisives d'un bœuf.

Les *deux premiers sillons* qui séparent, l'une de l'autre, les trois premières années, sont peu prononcés, à peine visibles.

Mais le *troisième sillon et les suivants* sont fortement accentués. Ils persistent définitivement et permettent de calculer l'âge à partir de trois ans.

Pour déterminer l'âge sur une corne intacte, on compte :

3 ans pour le 1er sillon le plus éloigné de la tête.

4 ans pour le 2e sillon.

5 ans pour le 3e sillon (pl. XXXI et XXXII).

6 ans pour le 4e sillon.

Et ainsi de suite, en ajoutant une année de plus pour chaque sillon se rapprochant de la tête.

Exemples : Une corne portant 3 sillons indiquera que la vache est âgée de :

1er sillon	3 ans
2e —	1 an
3e —	1 an
Total.	5 ans.

Une corne présentant 9 sillons indiquera que la vache est âgée de

$$9 + 3 = 12 \text{ ans (pl. XXXI et XXXII).}$$

Malheureusement peu de vaches, sortant du commerce, conservent leurs cornes intactes.

Les marchands ont l'habitude de faire la *toilette* de ces appendices chez les jeunes comme chez les bêtes âgées.

Un rabot spécial enlève les bourrelets et nivelle la surface jusqu'à faire disparaître la trace des sillons.

Il est facile de comprendre qu'à la suite de ce travail, le diamètre transversal de la corne se trouve fortement réduit et les courbes harmonieuses effacées.

De légères saillies anguleuses, suivant l'axe longitudinal, décèlent le passage du rabot.

En résumé, pour déterminer l'âge d'une vache, il ne faudra pas négliger, lorsque la chose sera possible, d'avoirs recours à ces deux moyens d'investigation : *l'examen des dents* et *celui des cornes.*

On les rectifie l'un par l'autre, et on laisse, ainsi, peu de prise aux erreurs.

AGE DU MOUTON ET DE LA CHÈVRE

LES DENTS.

Les dents du mouton et de la chèvre, en même nombre que chez le bœuf, se distinguent en :

Huit incisives,

Vingt-quatre molaires.

LES INCISIVES.

Au lieu d'être horizontales, les incisives sont relevées et s'appuient sur le bourrelet cartilagineux, principalement par leur bord tranchant.

De même forme générale que chez le bœuf, mais *plus étroites*, à *peine colletées*, elles sont solidement fixées dans les alvéoles.

Leur *face externe* est blanche et entourée, vers la gencive, par une sorte de *cément noir*.

La *face interne* porte une *arête* longée par deux *sillons* enduits de la même substance noire.

Ces incisives sont également caduques et leurs remplaçantes se distinguent des dents de lait par leur plus grand développement.

MODIFICATIONS PRODUITES PAR L'USURE.

En raison de la direction presque perpendiculaire des incisives, le bord antérieur use plus vite que chez le bœuf.

Comme ces dents ne sont pas munies de *collet*, on ne remarque pas *l'écartement* que l'usure semble produire chez celles du bœuf.

DÉTERMINATION DE L'AGE DU MOUTON ET DE LA CHÈVRE PAR LES DENTS.

ÉRUPTION DES INCISIVES DE LAIT.

A la naissance les incisives sont rarement sorties ;

En 25 jours elles exécutent leur éruption ;

A 3 mois seulement les coins achèvent leur évolution. — L'arcade, alors, est au rond (pl. XXXIII).

RASEMENT DES DENTS DE LAIT.

Les caractères fournis par ce rasement sont trop irréguliers pour qu'on puisse les consulter avec fruit.

ÉRUPTION DES DENTS DE REMPLACEMENT.

De 15 à 18 mois. — Chute des pinces (pl. XXXIII).

Éruption de leurs remplaçantes beaucoup plus larges.

L'agneau gris devient *antenais*.

Vers 2 ans. — Remplacement des premières mitoyennes (pl. XXXIII).

L'antenais prend, suivant le sexe, le nom de *mouton, bélier, brebis.*

Entre 3 ans et 3 ans et demi. — Remplacement des deuxièmes mitoyennes (pl. XXXIII).

Les coins de lait sont très petits ou même disparus.

De 4 ans à 4 ans et demi. — Éruption des coins (pl. XXXIII).

L'arcade est encore incomplète.

A 5 ans. — L'arcade est au rond.

Les pinces, en partie rasées, montrent déjà *l'étoile dentaire.*

De 4 à 6 ans. — Apparition entre les deux pinces d'une entaille appelée *queue d'hirondelle* produite par le frottement de l'herbe sèche et dure.

A 6 ans. — Les pinces et les premières mitoyennes se déchaussent et commencent à branler.

De 6 à 9 ans. — Rasement consécutif des premières et deuxièmes mitoyennes, ainsi que des coins dont la table est souvent même nivelée avant neuf ans (pl. XXXIII).

Dans cette dernière période il faut encore se baser sur le degré d'usure des incisives, et, principalement, sur le plus ou moins de fraîcheur des coins.

En effet, les indications fournies par le rasement ne sont pas très exactes et varient suivant la race et l'abondance de la nourriture.

Les moutons, dont une ou plusieurs incisives manquent, sont appelés *brèches*.

AGE DU CHIEN

LES DENTS.

Le remplacement des dents a lieu, chez le chien, de très bonne heure.

On ne peut donc utiliser que les caractères basés sur le rasement.

Les mâchoires du chien sont garnies de 42 dents, ainsi divisées :

12 *incisives*,

4 *canines ou crochets*,

26 *molaires*.

LES INCISIVES.

Les six incisives de la mâchoire supérieure sont plus développées que celles de l'inférieure.

Elles se distinguent en *pinces, mitoyennes* et *coins*.

Les coins sont plus forts que les mitoyennes qui, elles-mêmes, sont plus développées que les pinces.

La *partie libre* de la dent vierge présente *trois tubercules;* l'un, médian, le plus fort, et les deux autres, latéraux.

Ces trois renflements imitent assez bien une sorte de *trèfle* ou de *fleur de lis* des armoiries, surtout à la mâchoire supérieure.

Les incisives caduques sont plus petites et surtout plus pointues que les remplaçantes.

Elles laissent entre elles un assez grand écartement.

LES CROCHETS.

Les crochets ou canines, de forme conique, très allongées et placées après les coins, se recourbent en arrière et en dehors.

Ces dents sont caduques comme les autres.

Les crochets supérieurs sont les plus gros.

Les canines de lait se distinguent des remplaçantes par leur forme plus grêle et plus allongée.

Le genre de nourriture influe beaucoup sur la rapidité de l'usure des crochets.

DÉTERMINATION DE L'AGE DU CHIEN
PAR LES DENTS.

A sa naissance. — Le chien possède toutes ses *incisives* et ses *crochets*, ou bien il ne tarde pas à en être pourvu.

Du 12ᵉ au 15ᵉ jour. — Les paupières, fermées d'abord, se séparent complètement.

Vers 2 mois. — Remplacement des pinces et des mitoyennes.

De 2 à 5 mois. — Remplacement des coins et des crochets.

A 8 mois. — L'éruption est complète.

Les grands chiens font leurs dents plus tôt que les petits.

A 1 an. — Dents fraîches et blanches présentant la *totalité* du *trèfle* (pl. XXXIV et XXXV).

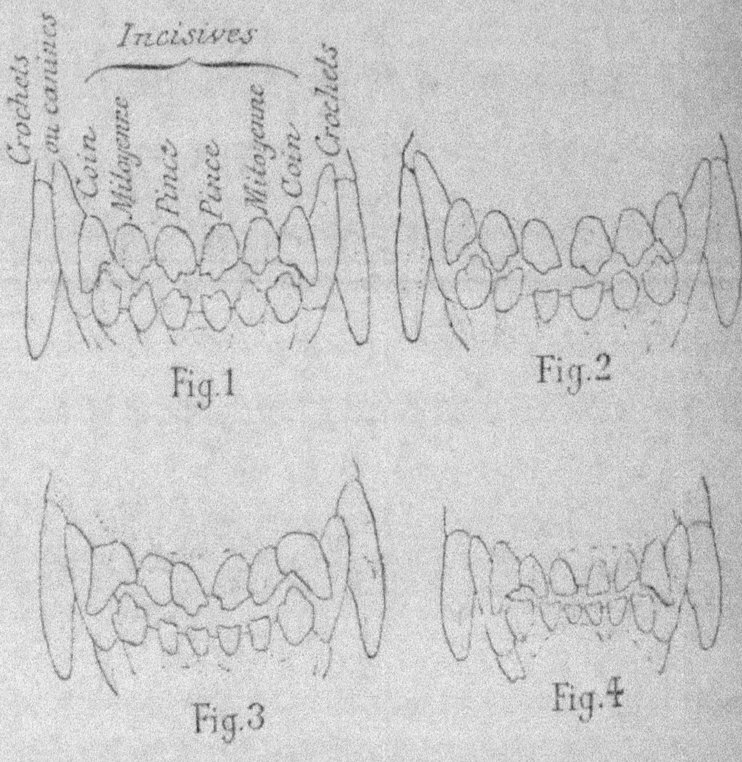

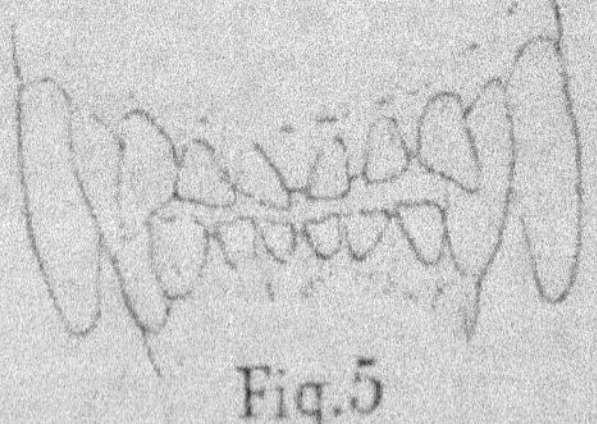

Age du chien. — 1. Incisives à 1 an. — 2. A 2 ans. — 3. A 3 ans. —
4. A 4 ans. — 5. A 5 ans.

A 2 ans. — Disparition du trèfle dans les pinces de la mâchoire inférieure (pl. XXXIV et XXXV).

A 3 ans. — Disparition du trèfle des mitoyennes inférieures (pl. XXXIV et XXXV).

Commencement d'usure des pinces supérieures.

A 4 ans. — Rasement complet des pinces supérieures. Les dents commencent à jaunir (pl. XXXIV et XXXV).

A 5 ans. — Rasement des mitoyennes supérieures (pl. XXXIV et XXXV).

A partir de cette époque l'estimation de l'âge n'a plus de base certaine.

Toutefois l'*état des crochets* et des *coins,* plus ou moins atteints par l'usure, la couleur jaunâtre des dents sont encore des indices qu'on peut consulter au besoin.

AGE DU PORC

LES DENTS.

Le porc possède *quarante-quatre* dents, savoir :

12 *incisives,*
4 *canines ou défenses,*
28 *molaires.*

LES INCISIVES ET LES CANINES.

Les pinces et les mitoyennes *supérieures,* par leur forme et la *cavité* que présente leur table, offrent une certaine analogie avec celles du *cheval.*

Celles de la mâchoire inférieure imitent les incisives des *rongeurs.*

Les *coins* sont isolés et moins volumineux que les autres incisives.

Les crochets ou canines, encore appelés *défenses,* très développés chez le mâle, croissent pendant toute la vie de l'animal.

Ils sont caducs comme les incisives.

DÉTERMINATION DE L'AGE

PAR LES DENTS.

A la naissance, le porc possède ordinairement les *coins* et les *crochets*.

A 3 ou 4 mois. — Il complète sa première
dentition.

De 6 à 10 mois. — Les coins de lait et les
crochets se trouvent remplacés.

Les coins supérieurs tombent les premiers.

Vers 2 ans. — Les pinces sont remplacées
aux deux mâchoires.

Un *cercle noir* se forme à la base des *crochets*.

De 2 ans et demi à 3 ans. — Les mitoyennes
supérieures sont remplacées.

Les pinces noircissent et commencent à user.

AGE DES OISEAUX

Il est assez difficile de déterminer d'une manière exacte l'âge des oiseaux.

L'examen de la tête, de la livrée et des pattes permet, toutefois, de reconnaître si un oiseau est jeune ou vieux.

DÉTERMINATION DE L'AGE PAR LA TÊTE

CHEZ LE COQ.

Le *bec* du poulet, comme celui de tous les jeunes oiseaux, est constitué par une substance cornée flexible.

Sa *mandibule inférieure* surtout ploie et se renverse sous une pression relativement modérée.

Avec l'âge, le bec se développe, s'épaissit, par l'addition de couches successives de corne.

Il acquiert, de ce fait, une rigidité, une dureté plus grandes.

Le poulet porte, au-dessus du crâne, tantôt un *appendice charnu* appelé *crête,* tantôt une *huppe* de *plumes*.

En général ces deux appendices n'existent pas ensemble, ou bien se développent aux dépens l'un de l'autre.

La forme de la crête varie suivant les races.

Elle peut être *simple* ou *composée.*

M. Dupont. — *L'Age des oiseaux.*   8

On l'appelle *simple* quand elle est aplatie d'un côté à l'autre et dentelée sur son bord supérieur (pl. XXXVI).

On la dit *frisée* quand elle est aplatie de dessus en dessous, avec une surface hérissée de petites dents disposées par rangées.

La crête *composée* peut présenter *trois cornes*, dont deux principales et une moins développée ; ou bien affecter la forme d'un *gobelet*.

Quelle que soit sa forme, la crête, ainsi que les *margeolles* ou *barbillons* qui pendent sous le bec, acquièrent, avec l'âge, chez certaines races, un grand développement (pl. XXXVI, tête de jeune coq et tête de coq âgé de trois ans).

DÉTERMINATION DE L'AGE PAR LA LIVRÉE.

A leur sortie de l'œuf, ou quelques jours après, suivant les espèces, les oiseaux sont enveloppés d'un chaud *duvet* constitué par des plumules à barbes souples.

Le plus souvent jaunâtre, parfois cendré ou même roux, ce duvet protecteur n'a qu'une durée éphémère.

Déjà avant que l'oiseau n'ait quitté son nid, les *plumules* tombent en partie, et sont remplacées par des *plumes* plus longues, plus rigides et d'une couleur différente.

Cependant l'éruption ou la croissance de ces nouvelles plumes est assez rapide et marche de pair avec le développement même de l'oiseau.

Cette seconde *livrée* présente généralement une teinte uniforme ; mais chez beaucoup d'oiseaux elle n'est pas définitive.

En effet, quelques mois s'écoulent, et, bientôt, la nature détermine la sexualité en dotant le mâle d'attributs spéciaux.

Elle orne la *queue* du *coq*, du *faisan*, de longues plumes disposées en *panache*, en *faucille* et donne au *paon* son *éventail* merveilleux.

Moins bien partagé, le *canard* mâle dénonce son sexe par une petite *touffe de plumes frisées* placées à la naissance de la queue.

En outre de ces caractères différentiels, la nature a prodigué aux mâles les plus riches *nuances* de sa palette.

Elle a épuisé pour certains privilégiés la gamme de tous les tons et, par une heureuse association des plus superbes coloris, elle a transformé ces bijoux ailés en papillons merveilleux.

Parfois le corps entier est recouvert d'éclatantes couleurs, parfois les nuances se distribuent en *bavettes,* en *camails,* en *colliers* du plus gracieux effet.

Mais depuis le simple *moineau,* fier de sa *bavette noire,* jusqu'au brillant *chardonneret,* l'un des plus beaux hôtes de nos contrées (pl. XXXVI), la livrée définitive, toujours plus vive, plus nuancée que celle de la femelle, annonce que le sujet est parvenu à l'âge adulte.

Des années s'écoulent ; l'éclat des couleurs de la livrée commence à ternir.

Les sujets à plumage noir prennent des *plumes blanches,* et sur les races grises la décoloration s'étend rapidement.

Les *barbules,* d'abord, les *barbes des plumes,* ensuite, s'usent par le frottement.

Enfin la *hampe* elle-même casse ou se détache de la peau et laisse, ainsi, des places dénudées.

DÉTERMINATION DE L'AGE
PAR LES PATTES, L'ERGOT ET LES GRIFFES

Chez le jeune poulet, les écailles imbriquées qui recouvrent le tarse et les phalanges sont lisses, luisantes et disposées avec régularité (pl. XXXVI, à gauche).

A la face interne de la jambe, un peu au-dessus du doigt postérieur, un point arrondi marque la place de l'*ergot* futur.

Peu à peu ce point s'élargit et donne naissance à une sorte de bourgeon recouvert d'une enveloppe cornée.

Puis cet appendice s'allonge progressivement et finit par se transformer en un véritable éperon aigu qui sert à l'animal d'arme défensive.

A son origine, l'ergot est dépourvu de toute adhérence sous-jacente. Il est mobile comme la peau qui l'a produit.

Mais vers la fin de la première année le tissu qui lui sert de base durcit, s'ossifie et se soude à l'os du tarse.

L'étui corné qui coiffe cette espèce d'épine osseuse est formé par des couches d'écailles épidermiques superposées, qui acquièrent, avec le temps, une extrême dureté.

Si l'on vient à chaponner le coq, le développement de l'ergot s'arrête instantanément.

Il n'est pas rare de rencontrer des poules présentant des ergots rudimentaires ; mais ces appendices ne se montrent que lorsque ces femelles ont terminé leur vie reproductrice.

CHEZ LE COQ DE NOS RACES COMMUNES.

A six mois. — L'ergot commence à pointer. Il est mobile et sa coiffe est arrondie (pl. xxxvi, patte de gauche).

A un an. — L'ergot est soudé et son extrémité se termine en pointe. Sa pousse a déjà deux centimètres.

A deux ans. — Sa base s'élargit et sa longueur peut atteindre plus de quatre centimètres (pl. xxxvi, patte de droite).

L'éperon continue à croître ainsi plus ou moins rapidement, suivant les sujets et leur race.

Mais pendant que l'ergot se développe, les écailles qui recouvrent le tarse perdent leur régularité, s'épaississent, deviennent rugueuses et ternes.

Souvent des végétations, des excroissances, de nature parasitaire, finissent par donner aux pattes un aspect repoussant.

Les ongles grossissent, s'élargissent et leur extrémité s'émousse par l'usure.

Ces diverses modifications se produisent également sur les pattes des poules.

CHEZ LES PETITS OISEAUX EN CAGE.

Les ongles, ne subissant aucune usure, prennent un développement considérable et se recourbent en *arc de cercle*. (Planche XXXVI, à gauche : patte d'un serin jeune ; au milieu : patte d'un chardonneret de trois ans ; à droite : patte d'un mulet de six ans).

Si l'on s'avise de raccourcir ces sortes de griffes au moyen de ciseaux, l'examen attentif de la section ne permettra pas de confondre l'ongle taillé transversalement avec l'ongle aiguisé d'un jeune.

TABLE DES MATIÈRES

ENCYCLOPÉDIE VÉTÉRINAIRE

COLLECTION NOUVELLE

RÉDIGÉE

Par un Comité de professeurs des Écoles vétérinaires,
de vétérinaires principaux et de vétérinaires praticiens

*Elle sera complète en 8 volumes
et publiée en 16 demi-volumes in-18 jésus avec figures.*

VOICI LA DIVISION DE L'OUVRAGE :

I. Pathologie générale et Anatomie pathologique.
II. Séméiologie et diagnostic.
III. Maladies internes. — IV. Maladies parasitaires.
V. Maladies contagieuses. — VI. Maladies microbiennes.
VII. Médecine opératoire et maréchalerie.
VIII. Obstétrique. — IX et X. Pathologie chirurgicale.
XI. Thérapeutique générale et spéciale.
XII. Pharmacologie et toxicologie.
XIII. Police sanitaire et inspection des viandes.
XIV. Jurisprudence et médecine légale.
XV. Hygiène des animaux domestiques. — XVI. Zootechnie.

CHARTRES. — IMPRIMERIE DURAND, RUE FULBERT.